DÉPARTEMENT DE LA SEINE-

ASILE D'ALIÉNÉES DE SAINT-YON

RAPPORT MÉDICAL

Pour l'année 1892

ROUEN

DE L'IMPRIMERIE CAGNIARD

Rues Jeanne-Darc, 88, et des Basnage, 5

1893

DÉPARTEMENT DE LA SEINE-INFÉRIEURE

ASILE D'ALIÉNÉES DE SAINT-YON

RAPPORT MÉDICAL

Pour l'année 1892

ROUEN

DE L'IMPRIMERIE CAGNIARD

Rues Jeanne-Darc, 88, et des Basnage, 5

1893

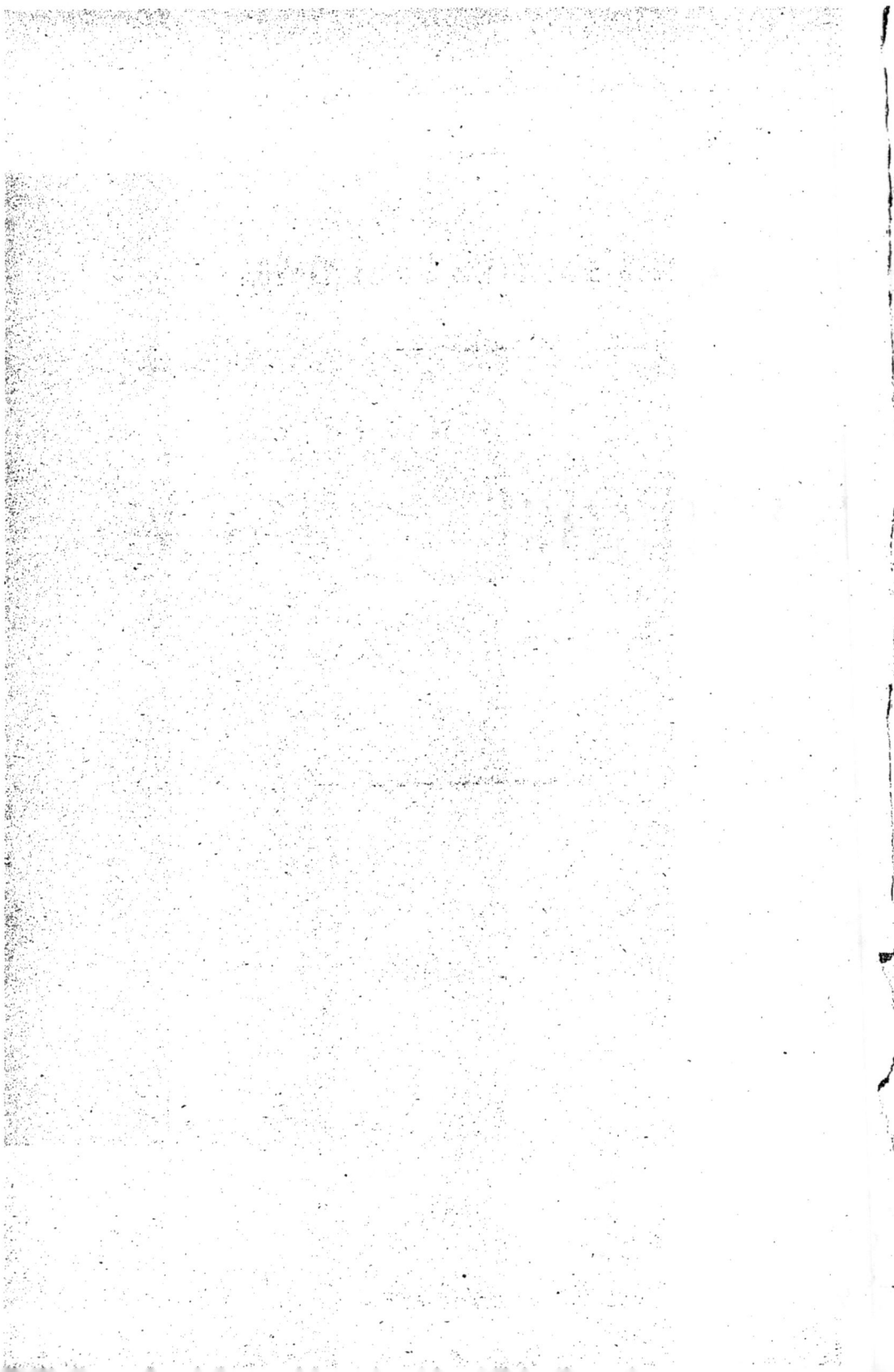

DÉPARTEMENT DE LA SEINE-INFÉRIEURE

ASILE D'ALIÉNÉES DE SAINT-YON

RAPPORT MÉDICAL

POUR L'ANNÉE 1892

MOUVEMENT DE LA POPULATION

Le mouvement de la population traitée à l'asile a présenté les particularités suivantes en l'année 1892 :

Le nombre des admissions de tout ordre s'est élevé à 231 unités; l'ensemble des sorties à 95. Si nous ajoutons à ce dernier chiffre 110 décès, nous obtenons un total (205) de sens négatif ou d'amoindrissement, inférieur de 26 unités à la somme des admissions. En d'autres termes, du 1er janvier au 31 décembre 1892, la population de l'asile, prise en bloc, s'est augmentée de 26 malades.

Le tableau synoptique ci-dessous fournit tous les détails de ce mouvement.

Population au 1er janvier............................		1.063	
Admissions par entrée pour la première fois.......	179		
— réintégration...................	47	231	
— transfèrement..................	5		
Total positif.....		1.294 ci.	1.294
Sorties par guérison.............................	35		
— amélioration.......................	32	95	
— transfèrement......................	4		
— autres causes	24		
Décès..		110	
Total négatif.....		205 ci.	205
Population au 31 décembre..			1.089

Cet accroissement de 26 malades, dans le courant de 1892, est quelque peu anormal et laisse notablement en arrière la moyenne des cinq dernières années, qui est de 10,4 seulement. La raison en serait, pensons-nous, dans le mouvement très actif des admissions, que ne compense pas suffisamment celui des sorties et des décès. Alors, en effet, que les chiffres représentant ces deux groupes ne s'éloignent guère de leurs moyennes quinquennales respectives, les entrées se comportent tout autrement et s'écartent de la leur par 20 unités en excès. La chose est mise en évidence par les éléments de comparaison que voici :

	Entrées	Sorties	Décès
Moyennes quinquennales (1887-91)	211	94	108
Année 1892..........................	231	95	110

Depuis 1854, deux années seulement se signalent par un aussi gros coefficient d'admissions : 1878 avec 236 aliénées ; 1890 avec 230. Quant à l'accroissement annuel, il a déjà été de 48 malades en 1889 ; mais il a tenu, cette fois, à la faible quantité de sorties et de décès.

Le nombre des journées de traitement médical s'est monté à 393,300 en 1892, ce qui représente une population moyenne de 1,071 individus ; soit une augmentation de 33 unités sur la résultante des cinq années antérieures, et de 5 unités sur celle de 1891, qui était déjà fort élevée. Le mouvement ascensionnel s'est particulièrement fait sentir dans le dernier trimestre ; le maximum atteint fut de 1,091 malades, à la date du 27 décembre.

Comme d'habitude, les indigentes seules, originaires de la Seine-Inférieure, ont amené l'élévation du contingent traité à Saint-Yon. C'est ce qui résulte du tableau suivant :

MALADES AU COMPTE

	du Département de la Seine-Inférieure	d'autres Départements	des Familles	TOTAUX
Population au 1er janvier 1891 ...	878	4	181	1.063
— au 31 décembre 1892.	904	5	180	1.089
Différence en plus....	26	1	»	26
— en moins ..	»	»	1	»

ADMISSIONS

Depuis 1889, nous employons dans le groupement nosologique de nos malades entrantes, la classification adoptée par le Congrès de Paris. Toutefois, au gré de nos besoins ou de vues purement personnelles, nous y avions jusqu'ici introduit quelques modifications de détail, sans grande importance, du reste. Pour rentrer dans l'esprit qui a fait conclure à l'usage d'une statistique uniforme par tous les aliénistes, c'est-à-dire pour augmenter la facilité des comparaisons de rapport à rapport, nous reprenons aujourd'hui le cadre primitif dans sa pleine intégrité.

Nos 231 admissions se répartissent donc ainsi :

	Admises pour la première fois dans un asile.	Admises par réintégration ou transfèrement.	TOTAL
Manie......................	26	22	48
Mélancolie.................	38	14	52
Folie périodique.............	»	3	3
Folie systématisée...........	21	5	26
Démence vésanique...........	3	»	3
Démence sénile et organique.....	32	2	34
Folie paralytique.............	18	»	18
Folie névrosique hypochondrie..	»	»	»
— hystérie.....	14	4	18
— épilepsie.....	6	2	8
Folie toxique.................	»	»	»
Folie morale.................	2	»	2
Idiotie et imbécillité...........	17	»	17
	177	52	229
Non aliénées.................	2	»	2
Totaux.....	179	52	231

Encore une fois, nous comptons au nombre des admissions premières deux personnes envoyées par erreur à l'asile Saint-Yon. L'une, séquestrée en mars, était, à son arrivée, dans un état délirant dû à la fièvre typhoïde ; la seconde, entrée en juin comme atteinte d'épilepsie, n'a jamais eu d'attaques durant son séjour, ni même antérieurement, à l'Hôtel-Dieu, où elle se trouvait en traitement pour une fracture de jambe. En revanche, les renseignements nous la donnent comme une alcoolique invétérée; ses crises, si jamais elles ont existé, pouvaient être d'origine toxique, ou même ne consister qu'en de simples chutes dues à l'ivresse. Quoiqu'il en soit, elles ont cessé du jour où la malade a été privée de boisson.

Celle-ci et la précédente ont quitté l'asile dès leur complet rétablissement.

En présence de l'élévation progressive du chiffre des entrées, nous avons pensé qu'il y aurait peut-être quelque intérêt à rechercher sur quelle forme mentale portait plus volontiers cet accroissement. Nous donnons ci-après le résultat de nos investigations. La base de comparaison prise par nous, n'est autre, nécessairement, que la moyenne des trois années (1889-90-91), où nous avons employé la nomenclature actuellement en usage.

Affections mentales.	Moyenne	1892		Différences
Manie......................	39	48	+	9
Mélancolie.................	62	52	—	10
Folie périodique............	1	3	+	2
Folie systématisée...........	29	26	—	3
Démence...................	29	37	+	8
Paralysie générale..........	15	18	+	3
Folies névrosiques	18	26	+	8
Folies toxiques (alcoolisme)...	3	»	—	3
Folie morale...............	3	2	—	1
Idiotie et imbécillité.........	14	17	+	3
	213	229	+	16

Comme on le voit, la mélancolie seule, parmi les psychoses affectées d'un fort coefficient, présente une diminution sensible. Quant à l'augmentation, elle porte un peu sur tous les facteurs nosologiques, proportionnellement à leur importance; ceux dont l'indice se rapproche de l'unité, peuvent être considérés, en effet, comme des quantités négligeables, les statistiques n'ayant de valeur que par les gros chiffres.

Les résultats que nous venons d'obtenir sembleraient, au premier aspect, différer un peu dans leur ensemble de ceux que nous avions indiqués plus haut. L'écart entre la moyenne totale et la somme des entrées n'est plus que de 16 au lieu de 20 ; cela tient d'abord à ce que deux femmes non aliénées sont naturellement exclues de ce tableau ; en second lieu à la variation de la moyenne qui, portant sur trois années au lieu de cinq, se trouve majorée par le fait de ses composantes.

Considérées sous le double point de vue du diagnostic et de l'époque d'admission, les entrées donnent lieu à ce nouveau groupement :

NATURE DES AFFECTIONS	Janvier	Février	Mars	Avril	Mai	Juin	Juillet	Août	Septembre	Octobre	Novembre	Décembre	TOTAUX
Manie	3	1	3	2	8	6	4	3	6	5	3	4	48
Mélancolie	1	6	3	5	4	7	3	4	4	5	4	6	52
Folie périodique	»	1	»	»	»	»	»	»	»	1	»	1	3
Folie systématisée	1	4	»	1	1	2	4	2	2	2	4	3	26
Démence vésanique	1	»	»	»	»	»	»	1	»	»	1	»	3
Démence sénile et organique	3	2	2	2	4	3	2	1	2	5	5	3	34
Folie paralytique	»	2	1	1	»	1	4	6	»	»	2	1	18
Folie névrosique. (Hypochondrie	»	»	»	»	»	»	»	»	»	»	»	»	»
Folie névrosique. { Hystérie	1	1	3	2	2	2	2	1	2	2	»	»	18
Folie névrosique. (Epilepsie	»	»	1	»	1	1	1	»	2	»	1	1	8
Folie toxique	»	»	»	»	»	»	»	»	»	»	»	»	»
Folie morale	»	1	»	»	»	»	»	1	»	»	»	»	2
Idiotie et imbécillité	4	1	1	2	1	2	»	1	1	2	1	1	17
Non aliénées	»	»	1	»	»	1	»	»	»	»	»	»	2
Totaux	14	19	15	15	21	25	20	20	19	22	21	20	231

Aucun des douze mois ne se trouve particulièrement chargé ; ils oscillent tous, avec de faibles variations, autour de la moyenne, qui est un peu supérieure à 19. Ceux qui s'en éloignent le plus dans les deux sens, janvier et juin, sont entre eux comme $\frac{3}{5}$ environ.

Le groupement par trimestre fournit des différences plus accentuées. Le premier est notablement inférieur aux trois autres, dont l'importance est à peu près équivalente.

Premier trimestre.............. 48 admissions.
Deuxième — .... 61 —
Troisième — .... 59 —
Quatrième — .... 63 —

Le quatrième trimestre est celui où les entrées ont été le plus nombreuses ; c'est pendant son cours, nous le rappelons, que l'asile a vu progressivement s'accroître jusqu'à la pléthore, jusqu'au défaut absolu de places, le chiffre de sa population. De ce que le fait s'est produit en hiver, faut-il conclure à une influence saisonnière? Ce serait au moins téméraire, pensons-nous. Le mois de juin n'est-il pas celui où se rencontrent le plus grand nombre de séquestrations, et le trimestre qui le comprend n'est-il pas, pour ainsi dire, numériquement égal au quatrième? D'autre part, janvier est un mois froid, lui aussi, et pourtant, c'est le plus faible nombre de malades qui figure à son total.

Après avoir étudié en bloc les admissions de l'année 1892, nous allons les examiner en détail. Pour plus de facilité, nous les diviserons en trois groupes :

1° Admissions premières ;

2° Réintégrations ;

3° Admissions par transfèrement.

ADMISSIONS PREMIÈRES.

Sous cette appellation, nous réunissons les aliénées qui n'ont jamais été séquestrées antérieurement à leur venue à Saint-Yon. C'est la partie vraiment capitale de la population admise, c'est elle qui reflète fidèlement, d'année en année, le mouvement général de l'aliénation dans le pays tributaire d'un asile; aussi arrêtera-t-elle plus spécialement notre attention.

La répartition des « malades admises pour la première fois dans un établissement » donne lieu au tableau ci-après, dressé selon le diagnostic et l'époque de l'entrée :

NATURE DES AFFECTIONS	Janvier	Février	Mars	Avril	Mai	Juin	Juillet	Août	Septembre	Octobre	Novembre	Décembre	TOTAUX
Manie.	1	1	1	2	3	4	2	2	5	1	3	1	26
Mélancolie.	1	6	»	2	3	7	2	3	4	4	1	5	38
Folie périodique.	»	»	»	»	»	»	»	»	»	»	»	»	»
Folie systématisée	1	3	»	»	1	1	3	2	2	2	4	2	21
Démence vésanique	1	»	»	»	»	»	»	1	»	»	1	»	3
Démence sénile et organique . .	3	1	2	2	4	2	2	1	2	5	5	3	32
Folie paralytique	»	2	1	1	»	1	4	6	»	»	2	1	18
Folie névrosique. { Hypochondrie	»	»	»	»	»	»	»	»	»	»	»	»	»
Folie névrosique. { Hystérie. . .	1	1	2	2	2	2	»	1	1	2	»	»	14
Folie névrosique. { Epilepsie. . .	»	»	»	»	1	1	1	»	2	»	1	»	6
Folie toxique	»	»	»	»	»	»	»	»	»	»	»	»	»
Folie morale	»	1	»	»	»	»	»	1	»	»	»	»	2
Idiotie et Imbécillité	4	1	1	2	1	2	»	1	1	2	1	1	17
Non aliénées	»	»	1	»	»	1	»	»	»	»	»	»	2
Totaux.	12	16	8	11	15	21	14	18	17	16	18	13	179

Comme toujours, la mélancolie l'emporte notablement sur les autres affections, sauf pourtant la démence, d'origine organique ou sénile, qui la serre de près. L'occasion se présente donc naturellement de répéter, une fois de plus, que ces sortes de malades tiennent dans nos statistiques une place trop considérable. Elles relèvent de l'Hôpital et nullement du manicome ; ce sont des vieilles en enfance, le plus souvent impotentes et, par cela même, inoffensives. Elles concourent à l'encombrement des services et augmentent dans des proportions sérieuses le chiffre annuel des décès.

L'examen des totaux mensuels nous montre que, la moyenne étant 15, c'est mars et juin qui s'en éloignent le plus ; leur comparaison avec ceux des admissions totales établit la faible action que peuvent avoir les réintégrations et transfèrements sur la marche générale des entrées ; seuls décembre, juillet et mars ont subi quelque peu leur influence. En ces trois points, les courbes engendrées par les deux séries de nombres cessent d'être parallèles.

Prise dans son ensemble, la somme des admissions premières surpasse de 13 la dernière moyenne quinquennale.

Envisagées sous le rapport de l'âge, les malades de ce premier groupe se comportent comme il suit :

AGES	Manie	Mélancolie	Folie périodique	Folie systématisée	Démence vésanique	Démence sénile et organiq.	Folie paralytique	Folie névrosique			Folie toxique	Folie morale	Idiotie et Imbécillité	Non aliénées	TOTAUX
								Hypochondrie	Hystérie	Épilepsie					
15 ans et au-dessous . .	»	»	»	»	»	»	»	»	»	2	»	1	6	»	9
De 15 à 20 ans.	2	2	»	»	»	»	»	»	1	»	»	»	3	»	8
De 20 à 25 ans.	2	3	»	2	»	»	»	»	2	2	»	1	3	»	15
De 25 à 30 ans.	1	5	»	1	»	»	4	»	3	»	»	»	1	1	16
De 30 à 35 ans.	9	9	»	3	»	»	5	»	7	»	»	»	1	»	34
De 35 à 40 ans.	3	1	»	1	»	2	2	»	1	»	»	»	1	»	11
De 40 à 45 ans.	1	3	»	1	»	1	4	»	»	»	»	»	1	»	11
De 45 à 50 ans.	3	7	»	3	»	»	3	»	»	»	»	»	»	1	17
De 50 à 55 ans.	1	3	»	6	1	4	»	»	»	1	»	»	»	»	16
De 55 à 60 ans.	3	2	»	2	1	2	»	»	»	»	»	»	1	»	11
De 60 à 65 ans.	1	1	»	2	»	8	»	»	»	»	»	»	»	»	12
De 65 à 70 ans.	»	1	»	»	1	6	»	»	»	1	»	»	»	»	9
De 70 à 75 ans.	»	1	»	»	»	8	»	»	»	»	»	»	»	»	9
De 75 ans et au-dessus .	»	»	»	»	»	1	»	»	»	»	»	»	»	»	1
Totaux	26	38	»	21	3	32	18	»	14	6	»	2	17	2	179

Ce tableau demande peu d'explications : la lecture en est aisée. Il ne présente non plus aucune particularité saillante ; les vésanies se rencontrent à tout âge, la paralysie générale affecte, comme d'habitude, la période moyenne de la vie, l'hystérie la première, la démence le stade ultime. Dans cette dernière classe, les malades les moins âgées ressortissent à la forme dite organique, accidentelle en quelque sorte, de l'affection. Quant à la démence vésanique, elle comprend trois sujets entrés en pleine déchéance cérébrale, mais conservant encore, à l'état fruste et sans linéaments suffisamment arrêtés pour qu'il fût loisible d'établir un diagnostic rétrospectif, des traces de délire lypémaniaque. Quelques-unes des imbéciles sont aussi bien avancées dans l'existence; mais il faut se rappeler que sous la même rubrique sont rangées de véritables idiotes et de simples débiles. De celles-ci, bon nombre végètent au dehors sans causer d'embarras, sans que rien dans leur conduite rende urgente leur séquestration; elles vivent tant bien que mal, de menus travaux à leur portée ou de misérables aumônes, jusqu'au jour où la vieillesse, un accident, une maladie les conduise à l'hôpital, qui en gratifie l'Asile.

Au point de vue de l'état-civil, nos 177 aliénées se répartissent en :

Célibataires	70
Mariées	71
Veuves	36
Total	177
Pour ordre : *Non aliénées*	2
Ensemble	179

Il est difficile de rien inférer de ces chiffres. Leur rapport n'a pas grande signification et varie d'année en année. Tantôt, ce sont les filles qui l'emportent (en 1889, par exemple : C. = 70; M. = 60), tantôt les femmes (1891 : C. = 58; M. = 75) d'autres fois, comme aujourd'hui, les deux catégories sont également représentées.

Passons à l'examen des causes présumées efficientes, dans le cas de nos malades admises par première séquestration. Nous en avons établi la nomenclature suivante :

		UNIQUE		MULTIPLE			TOTAUX
		Directe	Collatérale	Directe	Directe et collatérale	Collatérale	
Causes prédisposantes	Hérédité — Alcoolique	6	»	2	1	»	9
	Congestive	4	»	»	»	»	4
	Dégénérative	1	2	3	1	»	7
	Névropathique	2	2	»	»	»	4
	Suicide	2	»	»	»	»	2
	Vésanique	9	8	1	1	»	19
	Alcoolique et dégénérative	»	»	3	»	»	3
	Alcoolique et névropathique	»	»	2	»	»	2
	Alcoolique et suicide	»	»	1	2	»	3
	Alcoolique et vésanique	»	»	3	1	»	4
	Congestive et dégénérative	»	»	1	2	»	3
	Congestive et névropathique	»	»	1	»	»	1
	Dégénérative et vésanique	»	»	»	3	1	4
	Névropathique et suicide	»	»	1	»	»	1
	Névropathique et vésanique	»	»	»	1	»	1
	Suicide et vésanique	»	»	1	»	»	1
	Alcoolique, congestive et dégénérative	»	»	1	»	»	1
	Alcoolique, névropathique et vésanique	»	»	»	1	»	1
	Affection mentale antérieure						3
	Illégitimité						2
	Nervosisme						7

				TOTAUX
Causes occasionnelles.	Causes physiques.	Alcoolisme et débauche.		3
		Excès alcooliques seuls.		22
		Dysménorrhée.		4
		Imitation.		1
		Ménopause.		2
		Parturition.		11
		Sénilité.		22
		Surmenage intellectuel.		1
		Modifications pathologiques.	Congestion cérébrale.	1
			Emotion maternelle pendant la gestation.	2
			Fièvre typhoïde.	2
			Hémorrhagie cérébrale.	1
			Insolation.	1	(15)
			Méningite.	1
			Métrite.	1
			Ramollissement cérébral.	2
			Traumatisme.	4
	Causes morales.	Chagrins domestiques.		17
		Contrariétés et déceptions.		7
		Emotion vive.		7
		Jalousie.		1
		Misère sociale.		8
		Mysticisme.		4
		Revers et peines indéterminées.		5
Etat congénital sans hérédité connue.				4
Malades sans antécédents connus ayant des frères ou sœurs		Aliénés.		7
		Névropathes.		1
		Dégénérés.		2
		Suicides.		2
Causes inconnues.				12

Les causes invoquées ci-dessus ne sont évidemment que *vraisemblables*, l'aliénation, dans la majorité des circonstances, relevant d'un complexus étiologique plutôt que de telle ou telle raison particulière. Nous avons essayé pourtant d'approcher la vérité dans notre estimation, et, pour y mieux parvenir, outre le choix que nous avons fait entre différentes causes alléguées pour une seule maladie, nous en avons, le plus souvent, rapporté deux, l'une prédisposante, l'autre occasionnelle. De là l'impossibilité qu'il y avait à totaliser les résultats ainsi obtenus. La chose serait faisable pour l'hérédité seule ; 70 sujets sur 165 (42 0/0) présentent à un degré quelconque une tare chez leurs ascendants : ce qui équivaut aux $\frac{3}{7}$ environ des entrées avec renseignements ; soit une augmentation de $\frac{2}{21}$ sur la proportion de l'an dernier. Encore avonsnous cru devoir laisser de côté 12 malades ayant des frères ou sœurs entachés de déchéances diverses et sur l'hérédité desquels se légitimeraient à coup sûr, des présomptions. Quelle que soit l'importance que, dans nos rapports, acquière, d'année en année, le facteur étiologique dont il s'agit, nous pensons cependant être loin de compte ; s'il était permis d'arriver à une connaissance absolue des antécédents familiaux de nos séquestrées, nous en trouverions, c'est là notre croyance, neuf dixièmes au moins issues de parents plus ou moins grévés.

Un mot d'explication, maintenant, sur le cadre renfermant les subdivisions de l'hérédité. Celle-ci peut être simple : nous en avons relevé les formes : alcoolique, congestive, dégénérative, névropathique, suicide et vésanique. La plupart de ces termes sont courants ; le terme *dégénérative* demande seul a être élucidé. Il englobe sous le nom de dégénérescences toutes les affections capables de retentir d'une manière fâcheuse sur le produit de la conception, de diminuer sa résistance organique, ou même de le créer imparfait. L'infériorité mentale et les diathèses constitueront essentiellement ce groupe. L'hérédité suicide comprend des sujets dont les géniteurs ou collatéraux ont péri de mort violente, volontaire, sans que l'on possède rien de précis touchant leur état mental.

Les formes d'hérédité simple peuvent se combiner entre elles par deux, par trois, etc. La cause, alors, est généralement multiple. Ceci nous amène à commenter notre second mode de classement, toujours en ce qui concerne l'hérédité. Elle peut être unique ou multiple, et dans chacune de ces divisions, directe ou collatérale : l'un et l'autre à la fois dans la dernière. Directe, elle provient du père ou de la mère, de mère, de l'aïeul ou de l'aïeule, etc.; collatérale, c'est d'un oncle, d'une tante, d'un cousin. De sorte que, pour prendre un exemple, *hérédité vésanique*, *directe multiple*, indique, pour une malade donnée, qu'elle a dans ses ascendants immédiats, deux ou plusieurs personnes atteintes de folie : tantôt c'est le père et la mère, tantôt l'un d'eux plus l'aïeul, tantôt le père, l'aïeul et le bisaïeul, etc. On conçoit qu'il y aurait de grandes difficultés à spécifier davantage.

La dernière ligne, d'autre part, composée de trois éléments, nous enseigne que trois personnes, *au moins*, dans l'ascendant du sujet en cause, étaient l'une folle, l'autre ivrogne et la troisième sujette à des accidents nerveux. De ces trois personnes, une *au moins* appartenait à la ligne collatérale.

Nous avons pensé pouvoir faire figurer l'illégitimité au nombre des causes prédisposantes. Dans les classes pauvres, auxquelles appartiennent nos deux malades, la conception, la gestation, l'éducation de l'enfant sont, en pareil cas, sujettes à tant de vicissitudes que nous croyons être dans le vrai. Tantôt, le père est un alcoolique, quelquefois pis ; tantôt, un inconnu, « qui n'a pas dit son nom, et qu'on n'a point revu » ; ou bien, si l'union est durable, c'est un mauvais père, un brutal, un être dénué de sentiments. La mère ne vaut souvent pas mieux. Ajoutons la misère, les privations, l'étiolement en des lieux malsains. Ce sont là des conditions auxquelles le fœtus ou le bébé ne sauraient être indifférents.

Les accès alcooliques, envisagés sous l'aspect causal, restent encore au-dessus de la moyenne des cinq années (11,75 0/0), bien qu'ils soient en légère décroissance sur la dernière : 1891 = 16,77 0/0; 1892 = 15,15. Il ne s'agit, il est vrai, que d'excès avérés, reconnus par les buveurs ou leurs proches ; de sorte que, au fond, notre pourcentage exprime plus exactement, d'une année à l'autre, le degré de franchise des intéressés. En réalité, le nombre des ivrognes est légion et l'on en connaît que la plus faible partie ; car, outre la dissimulation inhérente au vice, il faut tenir compte des habitudes locales, qui, même involontairement, faussent l'appréciation.

D'une façon générale, d'ailleurs, dans la recherche des causes de l'aliénation, nos résultats ne sont qu'*approximatifs;* nous ne prétendons pas au-delà.

Les malades admises pour la première fois sont originaires de départements ou pays dont suit l'énumération :

		Report. . . .	36
Calvados.	6	Oise.	2
Charente-Inférieure	1	Orne.	5
Côtes du-Nord.	2	Pas-de-Calais.	1
Dordogne.	1	Sarthe.	1
Eure.	13	Seine-Inférieure	123
Finistère	1	Somme.	2
Gironde	1	Pays annexé (Haut et Bas-Rhin)..	5
Haute-Marne	1	*Etranger.*	
Haute-Saône	1		
Indre	1	Belgique.	1
Manche.	3	Suisse	1
Marne	1	Total. . .	177
Mayenne.	2	A ajouter pour ordre :	
Morbihan.	1	*Non aliénées* (Seine-Inférieure).	2
Nord.	1	Ensemble. . .	179
A reporter.	36		

Ce tableau n'appelle que peu de réflexion. Comme de raison, la Seine-Inférieure s'y trouve le plus largement représentée. Vient ensuite l'Eure qui surpasse de beaucoup les autres lieux d'origine ; c'est l'habitude, bien que ce département possède un asile. Il semblerait donc qu'un actif mouvement d'immigration se produit probablement vers les localités industrielles avoisinantes, des cantons de l'Eure, limitrophes de la Seine-Inférieure. Les nouveaux venus s'installent dans le pays et y acquièrent leur domicile de secours.

Dans un travail présenté en 1891, au Congrès de Londres, M. Levasseur, étudiant les départements français, au point de vue des fluctuations subies par la masse de leurs habitants, trouve que les indigènes de la Seine-Inférieure entrent dans le total de la population pour le chiffre de 83,5 0/0. Or, nous constatons, à notre tour, que, sur

177 admissions premières, 123 seulement, c'est-à-dire un peu plus des 69 centièmes, sont originaires de la région : c'est également la proportion de l'an dernier. Une pareille divergence entre les résultats obtenus par M. Levasseur et par nous, démontre que l'aliénation sévit plus particulièrement sur l'élément étranger.

La répartition, par arrondissements et cantons, de nos 125 malades indigènes donne lieu aux groupements ci-dessous :

ARRONDISSEMENT DE DIEPPE.

	Admissions d'après le lieu de naissance.	Admissions d'après le domicile de secours
Canton de Bacqueville	2	1
— de Bellenconbre	2	1
— de Dieppe	4	5
— d'Envermeu	»	2
— d'Eu	2	2
— d'Offranville	5	3
— de Tôtes	4	1
Total	19	15

ARRONDISSEMENT DU HAVRE.

	Admissions d'après le lieu de naissance.	Admissions d'après le domicile de secours
Canton de Bolbec	6	3
— de Criquetot-l'Esneval	1	1
— de Fécamp	2	3
— de Goderville	2	2
— du Havre	5	31
— de Lillebonne	2	2
— de Montivilliers	4	5
— de Saint-Romain-de-Colbosc	1	»
Total	23	47

ARRONDISSEMENT DE NEUFCHATEL.

	Admissions d'après le lieu de naissance.	Admissions d'après le domicile de secours
Canton d'Argueil	»	1
— d'Aumale	»	1
— de Blangy	2	2
— de Neufchâtel	3	2
— de Saint-Saëns	»	1
Total	5	7

ARRONDISSEMENT DE ROUEN.

	Admissions d'après le lieu de naissance.	Admissions d'après le domicile de secours.
Canton de Boos	2	1
— de Buchy...................	2	»
— de Clères...................	1	1
— de Darnétal.................	3	1
— de Duclair..................	2	3
— d'Elbeuf...................	6	12
— de Grand-Couronne..........	4	12
— de Maromme	6	6
— de Pavilly..................	5	4
— de Rouen...................	21	43
— de Sotteville...............	1	7
Total......	53	90

ARRONDISSEMENT D'YVETOT.

Canton de Cany....................	1	»
— de Caudebec-en-Caux	2	1
— de Doudeville	1	»
— de Fauville.................	1	2
— de Fontaine-le-Dun	1	»
— de Saint-Valery-en-Caux	2	1
— de Valmont.................	5	1
— d'Yerville..................	3	2
— d'Yvetot	7	4
Total......	23	11

RÉCAPITULATION.

Arrondissement de Dieppe...........	19	15
— du Havre	23	47
— de Neufchâtel	5	7
— de Rouen	53	90
— d'Yvetot	23	11
Total......	123	170

Pour ordre :

Naissances étrangères	53	dom. étranger.	6
— inconnue................	1	dom. inconnu..	1
Non aliénées.....................	2	*non aliénées*..	2
TOTAL.....	179		179

Les centres populeux semblent, comme on voit, exercer une attraction énergique sur la population mouvante, de telle sorte que Rouen et le Havre, par exemple, voient le nombre de leurs secourues surpasser de beaucoup celui des originaires, tandis que le fait inverse se produit pour Dieppe et plus particulièrement pour Yvetot. D'une façon générale, il y a, pour ainsi parler, une manière d'exode, des cantons ruraux vers les agglomérations urbaines. Les causes en sont vraisemblablement multiples ; mais, outre que leur recherche nous entraînerait trop loin, il y aurait quelque témérité, peut-être, à vouloir les spécifier.

RÉINTÉGRATIONS

Cette catégorie comprend des aliénées qui, sorties guéries ou retirées par leurs proches, ont dû, par suite de rechute ou d'aggravation dans les symptômes, être reconduites à Saint-Yon.

Voici le tableau que nous en avons dressé :

NATURE DES AFFECTIONS	1re Réintégration	2me Réintégration	3me Réintégration	4me Réintégration	5me Réintégration	10me Réintégration	TOTAUX
Manie	14	3	3	1	»	»	21
Mélancolie...............	9	2	»	1	»	»	12
Folie périodique	»	1	1	»	»	»	2
Folie systématisée	5	»	»	»	»	»	5
Démence sénile et organique	2	»	»	»	»	»	2
Folie névrosique { hystérie	3	1	»	»	»	»	4
épilepsie........	»	1	»	»	»	»	1
Folie toxique.	»	»	»	»	»	»	»
Totaux.........	33	8	4	2	»	»	47

Nous ne nous arrêterons ni aux maniaques ni aux mélancoliques ; ce sont des malades facilement curables et comme telles sujettes à de plus ou moins nombreuses rechutes ; celles affectées de folie systématisée sont sorties légèrement améliorées ou retirées par leurs familles.

Lorsqu'une femme atteinte de folie périodique a des répondants qui s'engagent à la surveiller, l'habitude est de la faire bénéficier de ses périodes lucides, du moins quand la durée en est suffisamment longue.

Des deux aliénées démentes qui figurent au tableau, l'une a été reprise par son fils ; l'autre avait fait, en 1859, un séjour de 6 mois environ, à l'asile, où elle était entrée comme atteinte de « folie intermittente avec exacerbations maniaques » (Morel).

Parmi nos hystériques, il en est 2 qui avaient quitté Saint-Yon, tout délire ayant disparu ; une autre avait été réclamée par son mari. Celle qui figure en deuxième réintégration vient pour la première fois à l'établissement. Les deux séquestrations antérieures appartiennent à l'asile d'Évreux.

L'épileptique a été trois fois enfermée pour accès d'agitation survenant après ses crises ; celles-ci sont tellement rares qu'on ne les a jamais constatées à Saint-Yon. A la suite de ses périodes maniaques, la malade est assez bien et durant un assez long temps pour qu'on puisse la remettre en liberté. Sa dernière sortie remonte au 25 mars 1883.

SORTIES

Nous divisons, comme les années précédentes, les sorties en quatre catégories :
Sorties par guérison.
— par amélioration.
— par transfèrement dans un autre asile.
— pour autres causes.

Les deux dernières catégories offrent peu d'intérêt au point de vue médical. Les sorties par transfèrement ont lieu par mesure d'ordre administratif, pour rapatrier les malades dans le département où elles ont leur domicile de secours. Quant aux sorties pour autres causes que la guérison ou l'amélioration, tantôt il s'agit de malades non dangereuses sortant sur la demande des familles, tantôt ce sont des démentes séniles dont nous obtenons la réintégration dans l'hospice qui les avait envoyées ; tantôt, enfin, ce sont des malades que les familles croient à tort guéries, et retirent contrairement à notre avis. Il est rare, dans ce dernier cas, que la réintégration se fasse beaucoup attendre. Depuis plusieurs années, le Tribunal n'a ordonné aucune sortie.

Nous présentons dans un tableau l'ensemble des sorties, réparties suivant les quatre catégories indiquées ci-dessus, suivant le mois où la sortie a eu lieu, et suivant la forme de folie dont les malades étaient atteintes.

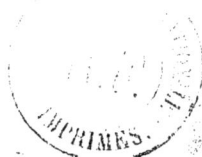

	Janvier	Février	Mars	Avril	Mai	Juin	Juillet	Août	Septembre	Octobre	Novembre	Décembre	TOTAUX
Sorties par guérison													
Manie	»	3	3	1	»	1	»	»	3	1	4	2	18
Mélancolie	»	2	2	2	3	1	»	»	»	»	1	3	14
Folie névrosique : Hystérie	»	»	»	»	»	1	»	»	»	»	»	1	2
Folie toxique	»	»	»	»	1	»	»	»	»	»	»	»	1
Totaux	»	5	5	3	4	3	»	»	3	1	5	6	35
Sorties par amélioration													
Manie	»	1	1	»	»	1	1	»	1	1	»	»	6
Mélancolie	2	»	1	1	»	1	2	2	1	1	1	1	13
Folie périodique	»	»	»	»	1	»	»	»	»	»	»	»	1
Folie systématisée	»	»	»	»	»	»	1	»	»	1	»	1	3
Folie paralytique	»	»	»	»	»	»	»	»	1	»	»	»	1
Folie névrosique : Hystérie	»	»	2	»	»	»	3	»	»	1	1	»	7
Folie morale	»	»	»	»	»	1	»	»	»	1	»	»	2
Totaux	2	1	4	1	1	3	7	2	3	5	2	2	33
Sorties par transfèrement													
Mélancolie	1	»	»	»	»	»	»	»	»	»	»	»	1
Folie systématisée	»	»	»	»	»	»	»	»	»	»	1	»	1
Folie paralytique	»	»	»	»	»	»	»	»	»	»	1	»	1
Folie névrosique : Epilepsie	»	»	»	»	»	»	»	1	»	»	»	»	1
Totaux	1	»	»	»	»	»	»	1	»	»	2	»	4
Sorties pour autres causes													
Manie	»	»	»	»	2	1	1	1	»	»	1	»	6
Mélancolie	»	1	1	1	»	1	»	1	»	»	»	»	5
Folie systématisée	1	»	»	1	»	»	»	»	»	»	»	»	2
Démence sénile et organique	»	»	1	»	»	»	»	»	1	1	»	»	3
Folie névrosique : Hystérie	»	»	1	»	1	»	»	»	»	»	»	»	2
Imbécillité	»	»	»	»	»	»	»	»	1	»	»	»	1
Folie morale	»	»	»	»	»	»	»	»	»	»	»	»	»
Non aliénées	2	»	»	»	»	1	1	»	»	»	»	»	4
Totaux	3	1	3	2	3	3	2	2	2	1	1	»	23
Total général	6	7	12	6	8	9	9	5	8	7	10	8	95

Nous n'avons pas à insister sur les sorties par autres causes que la guérison ou l'amélioration. Nous avons, toutefois, une explication à fournir au sujet des quatre femmes non aliénées figurant dans notre relevé, quand deux non aliénées seulement sont indiquées aux entrées. L'explication se trouve en rapprochant du rapport actuel notre précédent rapport. Nous avons signalé l'année dernière, l'admission, au mois de décembre 1891, de deux femmes : l'une placée en observation sur la demande de la justice et déclarée responsable de ses actes ; l'autre, sourde-muette, mère d'un enfant naturel, de nouveau enceinte, envoyée comme atteinte d'imbécillité, et chez laquelle nous avons constaté un développement de l'intelligence ne permettant pas un semblable diagnostic. Ces deux femmes sont sorties au mois de janvier 1892 et figurent ainsi aux admissions de 1891 et aux sorties de 1892.

Comme d'usage, ce sont toujours les malades atteintes de manie et de mélancolie qui fournissent le plus grand nombre de sorties par guérison ou amélioration.

Les deux tableaux suivants montrent, le premier l'âge des malades sorties pour cause de guérison ou d'amélioration, le second la durée du séjour de ces malades à l'asile.

AGES	GUÉRISONS					AMÉLIORATIONS								TOTAL GÉNÉRAL
	Manie	Mélancolie	Folie névrosique	Folie toxique	TOTAL	Manie	Mélancolie	Folie périodique	Folie systématisée	Folie paralytique	Folie névrosique	Folie morale	TOTAL	
15 ans et au-dessous	»	»	»	»	»	»	»	»	»	»	»	»	»	»
De 15 à 20 ans	»	»	»	»	»	»	1	»	»	»	»	2	3	3
De 20 à 25 ans	1	5	1	»	7	1	1	»	»	»	2	»	4	11
De 25 à 30 ans	4	4	»	1	9	1	1	»	1	»	1	»	4	13
De 30 à 35 ans	5	2	1	»	8	1	»	»	»	1	2	»	4	12
De 35 à 40 ans	2	»	»	»	2	1	1	»	1	»	2	»	5	7
De 40 à 45 ans	4	1	»	»	5	1	2	»	»	»	»	»	3	8
De 45 à 50 ans	1	1	»	»	2	»	2	1	»	»	»	»	3	5
De 50 à 55 ans	»	1	»	»	1	»	4	»	1	»	»	»	5	6
De 55 à 60 ans	»	»	»	»	»	1	1	»	»	»	»	»	2	2
De 60 à 65 ans	»	»	»	»	»	»	»	»	»	»	»	»	»	»
De 65 ans et au-dessus. . .	1	»	»	»	1	»	»	»	»	»	»	»	»	1
Totaux	18	14	2	1	35	6	13	1	3	1	7	2	33	68

DURÉE DU SÉJOUR A L'ASILE	GUÉRISONS					AMÉLIORATIONS								TOTAL GÉNÉRAL
	Manie	Mélancolie	Folie névrosique	Folie toxique	TOTAL	Manie	Mélancolie	Folie périodique	Folie systématisée	Folie paralytique	Folie névrosique	Folie morale	TOTAL	
Moins de 1 mois	2	1	»	»	3	»	1	1	»	»	1	»	3	6
De 1 à 2 mois	»	1	»	»	1	»	1	»	»	»	»	»	1	2
De 2 à 3 mois	1	»	»	»	1	1	1	»	»	»	1	»	3	4
De 3 à 4 mois	»	2	1	»	3	»	1	»	»	»	1	1	3	6
De 4 à 5 mois	1	1	»	»	2	1	»	»	»	»	1	»	2	4
De 5 à 6 mois	»	3	»	»	3	»	1	»	»	»	»	»	1	4
De 6 mois à 1 an	12	4	»	1	17	1	3	»	1	1	3	»	9	26
De 1 à 2 ans	2	1	»	»	3	1	3	»	1	»	»	»	5	8
De 2 à 3 ans	»	1	1	»	2	1	»	»	1	»	»	1	3	5
De 3 à 4 ans	»	»	»	»	»	1	2	»	»	»	»	»	3	3
Totaux	18	14	2	1	35	6	13	1	3	1	7	2	33	68

Comme d'habitude, la grande majorité des malades sortant guéries ou améliorées avaient séjourné moins d'un an à l'asile. La proportion en 1892 est de $\frac{6}{7}$ pour les malades guéries, et de $\frac{2}{3}$ pour les malades améliorées.

DÉCÈS

Le nombre des décès est de 110. C'est par rapport à la population moyenne une proportion de 10, 27 0/0, chiffre qui se rapproche très sensiblement de la moyenne des dix années précédentes (10,4 0/0). Par rapport à la population traitée, la proportion s'abaisse à 8,56 0/0.

Les décès se répartissent ainsi dans les divers mois de l'année :

CAUSES	Janvier	Février	Mars	Avril	Mai	Juin	Juillet	Août	Septembre	Octobre	Novembre	Décembre	TOTAUX
Périencéphalite	1	»	2	»	3	»	»	1	1	»	1	»	9
Ramollissement cérébral	»	»	1	1	»	»	1	»	»	2	»	»	5
Congestion cérébrale	»	»	»	»	»	»	»	»	»	»	»	1	1
Hémorrhagie cérébrale	»	»	1	»	1	»	»	»	»	1	»	»	3
Syncope.	1	»	»	»	»	»	»	»	»	»	1	»	2
Affection organique du cœur . . .	1	»	»	1	»	»	»	»	2	»	»	»	4
Congestion pulmonaire	»	1	»	»	1	1	1	»	1	1	1	»	7
Bronchite.	»	1	»	»	1	»	»	»	»	»	»	»	2
Broncho-pneumonie	»	»	»	»	»	1	»	1	»	»	»	1	3
Pneumonie	3	»	»	1	»	»	»	»	»	»	1	1	6
Parotidite.	»	»	»	»	»	»	»	1	»	»	»	»	1
Gastro-entérite	»	»	1	»	1	1	1	1	1	»	»	»	6
Entérite.	1	»	»	2	»	4	4	3	»	1	»	2	17
Cirrhose du foie.	»	»	»	»	1	»	»	»	»	»	»	»	1
Urémie	»	»	»	1	»	»	»	»	»	»	»	»	1
Fièvre typhoïde.	»	»	»	»	»	»	»	1	»	1	»	»	2
Tuberculose.	»	2	1	»	1	1	»	2	»	1	3	»	11
Carcinose	»	»	1	»	1	»	»	»	»	»	»	»	2
Attaques d'épilepsie.	»	»	»	»	»	»	»	»	»	»	»	1	1
Délire aigu	»	»	»	»	1	»	»	1	»	»	»	»	2
Marasme	»	2	4	2	2	1	4	2	2	1	2	2	24
Totaux.	7	6	11	8	13	9	11	13	7	8	9	8	110

La mortalité a présenté, comme d'habitude, des oscillations suivant les divers mois de l'année, mais l'écart est peu considérable d'un trimestre à un autre trimestre.

1er trimestre. 24
2e trimestre. 30
3e trimestre. 31
4e trimestre. 25

La mortalité a été plus forte aux mois de mai et août où l'on constate 13 décès pour chacun de ces deux mois. Au mois de mars comme au mois de juillet, on trouve 11 décès. En juin et en novembre 9 décès. En avril et en octobre 8 décès, et 7 en janvier et en septembre. Au mois de février, qui est d'ailleurs le mois le plus court, on ne compte que 6 décès.

Les deux tableaux suivants montrent, l'un la forme d'aliénation mentale dont les malades décédées étaient atteintes, l'autre l'âge de ces malades.

| CAUSES | Manie | Mélancolie | Folie périodique | Folie systématisée | Démence vésanique | Démence sénile et organique | Folie paralytique | Folie névrosique | | | Folie toxique | Folie morale | Idiotie et Imbécillité | Non aliénée | TOTAUX |
								Hypochondrie	Hystérie	Épilepsie					
Périencéphalite	»	»	»	»	»	»	9	»	»	»	»	»	»	»	9
Ramollissement cérébral	»	»	1	1	1	2	»	»	»	»	»	»	»	»	5
Congestion cérébrale	»	»	»	»	»	»	1	»	»	»	»	»	»	»	1
Hémorrhagie cérébrale	»	1	»	»	1	1	»	»	»	»	»	»	»	»	3
Syncope	»	»	»	»	1	1	»	»	»	»	»	»	»	»	2
Affection organique du cœur	»	1	»	1	1	»	»	»	»	»	»	»	1	»	4
Congestion pulmonaire	1	1	»	1	1	3	»	»	»	»	»	»	»	»	7
Bronchite	1	»	»	»	1	»	»	»	»	»	»	»	»	»	2
Broncho-pneumonie	»	»	»	1	»	2	»	»	»	»	»	»	»	»	3
Pneumonie	»	1	»	»	3	»	»	»	1	1	»	»	»	»	6
Parotidite	»	»	»	»	»	»	»	»	»	1	»	»	»	»	1
Gastro-entérite	1	»	3	»	»	2	»	»	»	»	»	»	»	»	6
Entérite	1	1	»	1	3	5	1	»	»	3	»	»	2	»	17
Cirrhose du foie	»	»	»	»	1	»	»	»	»	»	»	»	»	»	1
Urémie	1	»	»	»	»	»	»	»	»	»	»	»	»	»	1
Fièvre typhoïde	»	»	»	»	»	»	»	»	»	1	»	»	1	»	2
Tuberculose	3	2	»	1	1	»	»	»	»	2	»	»	2	»	11
Carcinose	»	1	»	1	»	»	»	»	»	»	»	»	»	»	2
Attaques d'épilepsie	»	»	»	»	»	»	»	»	»	1	»	»	»	»	1
Délire aigu	1	»	1	»	»	»	»	»	»	»	»	»	»	»	2
Marasme	»	6	»	»	7	7	»	»	»	1	»	»	3	»	24
Totaux	9	14	5	7	21	23	11	»	1	10	»	»	9	»	110

AGES	Manie	Mélancolie	Folie périodique	Folie systématisée	Démence vésanique	Démence sénile et organiq.	Folie paralytique	Folie névrosique			Folie toxique	Folie morale	Idiotie et Imbécillité	Non aliénée	TOTAUX
								Hypochondrie	Hystérie	Epilepsie					
De 15 à 20 ans	2	»	»	»	»	»	»	»	»	»	»	»	»	»	2
De 20 à 25 ans	1	1	»	1	»	»	»	»	»	»	»	»	»	»	3
De 25 à 30 ans	»	»	»	»	»	»	»	»	»	2	»	»	3	»	5
De 30 à 35 ans	»	2	1	»	»	»	2	»	»	2	»	»	1	»	8
De 35 à 40 ans	1	1	»	1	1	1	4	»	»	2	»	»	»	»	11
De 40 à 45 ans	1	1	»	»	1	1	3	»	»	1	»	»	2	»	10
De 45 à 50 ans	2	2	»	»	»	1	1	»	»	1	»	»	»	»	7
De 50 à 55 ans	2	1	1	»	»	4	1	»	»	1	»	»	2	»	12
De 55 à 60 ans	»	2	»	2	3	2	»	»	1	»	»	»	»	»	10
De 60 à 65 ans	»	»	»	»	1	1	»	»	»	»	»	»	»	»	2
De 65 à 70 ans	»	3	2	1	5	3	»	»	»	1	»	»	»	»	15
De 70 à 75 ans	»	1	»	2	5	7	»	»	»	»	»	»	»	»	15
De 75 à 80 ans	»	»	»	»	5	3	»	»	»	»	»	»	»	»	8
De 80 à 85 ans	»	»	1	»	»	»	»	»	»	»	»	»	1	»	2
De 85 à 90 ans	»	»	»	»	»	»	»	»	»	»	»	»	»	»	»
Totaux	9	14	5	7	21	23	11	»	1	10	»	»	9	»	110

Un dernier tableau présente en regard l'âge des décédés et la cause du décès.

CAUSES DES DÉCÈS.	De 15 à 20 ans.	De 20 à 25 ans.	De 25 à 30 ans.	De 30 à 35 ans.	De 35 à 40 ans.	De 40 à 45 ans.	De 45 à 50 ans.	De 50 à 55 ans.	De 55 à 60 ans.	De 60 à 65 ans.	De 65 à 70 ans.	De 70 à 75 ans.	De 75 à 80 ans.	De 80 à 85 ans.	TOTAUX.
Périencéphalite	»	»	»	2	3	3	1	»	»	»	»	»	»	»	9
Ramollissement cérébral.	»	»	»	»	»	»	»	2	»	»	»	1	2	»	5
Congestion cérébrale. . .	»	»	»	»	1	»	»	»	»	»	»	»	»	»	1
Hémorrhagie cérébrale .	»	»	»	»	»	»	»	1	1	»	»	»	1	»	3
Syncope	»	»	»	»	»	»	»	»	»	»	1	1	»	»	2
Affection organique du cœur. . . .	»	»	»	»	»	»	»	»	»	»	3	»	»	1	4
Congestion pulmonaire .	»	1	»	»	»	»	»	»	2	»	2	2	»	»	7
Bronchite	»	»	»	»	1	»	»	»	»	»	»	1	»	»	2
Broncho-pneumonie. . .	»	»	»	»	1	»	»	»	»	»	»	1	1	»	3
Pneumonie.	»	»	1	»	»	»	1	»	1	»	»	1	2	»	6
Parotidite	»	»	»	»	»	»	»	»	»	»	1	»	»	»	1
Gastro-entérite	»	»	»	»	»	»	»	2	»	»	2	1	»	1	6
Entérite	»	1	1	»	1	4	1	2	3	1	1	1	1	»	17
Cirrhose du foie.	»	»	»	»	»	»	»	»	»	»	1	»	»	»	1
Urémie.	»	»	»	»	»	»	1	»	»	»	»	»	»	»	1
Fièvre typhoïde	»	»	1	»	»	»	1	»	»	»	»	»	»	»	2
Tuberculose	2	1	1	1	2	1	»	2	1	»	»	»	»	»	11
Carcinose	»	»	»	»	1	»	»	»	»	»	»	1	»	»	2
Attaques d'épilepsie . . .	»	»	»	1	»	»	»	»	»	»	»	»	»	»	1
Délire aigu.	»	»	»	1	»	1	»	»	»	»	»	»	»	»	2
Marasme	»	»	1	3	1	1	2	3	2	1	4	5	1	»	24
TOTAUX	2	3	5	8	11	10	7	12	10	2	15	15	8	2	110

Quatorze malades décédées étaient entrées en 1892. Elles se répartissent ainsi, suivant la forme d'aliénation mentale et suivant la cause du décès :

	Manie.	Mélancolie.	Démence sénile ou organique.	Épilepsie.	Imbécillité.	TOTAL.
Ramollissement cérébral	»	»	1	»	»	1
Congestion pulmonaire.	1	1	3	»	»	5
Broncho-pneumonie	»	»	1	»	»	1
Parotidite.	»	»	»	1	»	1
Entérite	»	»	1	»	»	1
Tuberculose.	»	»	»	»	1	1
Délire aigu.	1	»	»	»	»	1
Marasme	»	»	3	»	»	3
Total.	2	1	9	1	1	14

Dix autres malades décédées avaient séjourné moins d'un an à l'asile. Voici, d'ailleurs, la répartition des décès suivant la durée du séjour à l'Asile et suivant la forme d'aliénation mentale dont les malades étaient atteintes.

DURÉE du séjour à l'asile	Manie	Mélancolie	Folie périodique	Folie systématisée	Démence vésanique	Démence sénile et organique	Folie paralytique	Folie névrosique			Folie toxique	Folie morale	Idiotie et imbécilité	TOTAUX
								Hypochondrie	Hystérie	Epilepsie				
Moins d'un an	5	2	»	1	1	13	»	»	»	1	»	»	1	24
1 an	»	1	»	2	»	2	7	»	»	1	»	»	»	13
2 ans	1	2	1	1	»	5	3	»	»	»	»	»	»	13
3 ans	1	1	»	»	»	2	1	»	»	1	»	»	1	7
4 ans	»	»	»	»	»	»	»	»	»	»	»	»	1	1
5 ans	»	2	1	»	»	»	»	»	»	»	»	»	»	3
6 ans	»	1	»	»	1	»	»	»	»	1	»	»	»	3
7 ans	»	3	»	»	1	»	»	»	»	»	»	»	1	5
8 ans	»	»	»	»	2	1	»	»	»	»	»	»	»	3
9 ans	»	»	»	2	»	»	»	»	»	1	»	»	»	3
10 ans	»	»	»	»	1	»	»	»	»	»	»	»	1	2
11 ans	2	»	1	»	»	»	»	»	»	1	»	»	»	4
12 ans	»	»	»	»	1	»	»	»	»	»	»	»	»	1
13 ans	»	»	»	»	1	»	»	»	»	»	»	»	»	1
14 ans	»	2	»	1	»	»	»	»	»	»	»	»	»	3
15 ans	»	»	»	»	»	»	»	»	»	»	»	»	1	1
17 ans	»	»	»	»	2	»	»	»	»	1	»	»	»	3
19 ans	»	»	»	»	1	»	»	»	»	»	»	»	»	1
20 ans	»	»	1	»	1	»	»	»	»	1	»	»	»	3
21 ans	»	»	»	»	1	»	»	»	»	1	»	»	»	2
22 ans	»	»	»	»	1	»	»	»	»	»	»	»	»	1
23 ans	»	»	»	»	1	»	»	»	1	»	»	»	1	3
24 ans	»	»	»	»	2	»	»	»	»	»	»	»	»	2
25 ans	»	»	»	»	»	»	»	»	»	1	»	»	»	1
29 ans	»	»	»	»	1	»	»	»	»	»	»	»	»	1
35 ans	»	»	1	»	»	»	»	»	»	»	»	»	1	2
41 ans	»	»	»	»	1	»	»	»	»	»	»	»	»	1
44 ans	»	»	»	»	1	»	»	»	»	»	»	»	»	1
45 ans	»	»	»	»	1	»	»	»	»	»	»	»	»	1
52 ans	»	»	»	»	»	»	»	»	»	»	»	»	1	1
Totaux . . .	9	14	5	7	21	23	11	»	1	10	»	»	9	110

MALADIES INCIDENTES

Nous présentons, sous forme d'un relevé, les maladies incidentes traitées en 1892 :

Congestion cérébrale	7
Hémorrhagie cérébrale	5
Ramollissement cérébral	6
Névralgie sciatique	2
Névralgie intercostale	1
Affection organique du cœur	13
Syncope cardiaque	4
Pleurésie	3
Bronchite	23
Congestion pulmonaire	11
Broncho-pneumonie	7
Pneumonie	11
Tuberculose pulmonaire	15
Stomatite	2
Angine	6
Parotidite	3
Embarras gastrique	28
Gastro-entérite	10
Entérite	47
Cancer de l'estomac	2
Cirrhose du foie	1
Néphrite (Urémie)	1
Fièvre typhoïde	12
Erysipèle	8
Grippe	10
Rhumatisme	3
Lombago	2
Eczéma	2

Teigne	3
Gale	1

Affections chirurgicales

Anthrax	3
Fracture du col du fémur	3
Fracture du fémur	1
Fracture de jambe	1
Fracture du péroné	1
Fracture de la malléole interne	1
Fracture de la clavicule	1
Fracture de l'extrémité inférieure du radius	1
Luxation du maxillaire inférieur	1
Entorse	2
Abcès de l'aisselle	1
Phlegmon de la main	1
Panaris	3
Ulcères variqueux	3
Plaies diverses	7
Kyste de la parotide	1
Kyste sebacé du cuir chevelu (excision	1
Conjonctivite et blepharo-conjonctivite	6
Kérato-conjonctivite	1
Hématocèle de l'oreille	1
Hernie étranglée (Kélotomie)	2
Epithelioma du pied (amputation)	1

Nous n'avons à signaler, en ce qui concerne les maladies incidentes en 1892, qu'un petit nombre de particularités. Les affections intestinales ont été un peu plus fréquentes que l'année précédente, et nous n'avons pas à revenir sur la gravité que présentent chez les aliénées chroniques des diarrhées rebelles, on peut le dire, à tous les traitements : le naphtol, le benzo-naphtol, l'iodoforme, le sous-nitrate de bismuth, ont été souvent impuissants à modifier la diarrhée qui, dans un certain nombre de cas, a persisté jusqu'au décès de la malade.

Deux petites épidémies se sont développées. L'une de grippe, au mois de janvier, l'autre de fièvre typhoïde au mois d'août. Une malade atteinte de fièvre typhoïde est entrée au mois de mars, venant des hôpitaux de Rouen. Les onze autres cas se sont développés sans que nous ayons pu en reconnaître la cause, du 10 au 25 août. Des mesures de désinfection ont été prises, et l'épidémie s'est éteinte. La maladie a été relativement bénigne, et il n'en est résulté que deux décès. Les huit cas d'érysipèle sont disséminés dans les divers mois de l'année, sans qu'on ait pu reconnaître de relation d'un cas à l'autre.

L'épidémie de choléra qui a sévi dans le département aux mois d'août et de septembre n'a eu aucun retentissement à l'Asile Saint-Yon. On n'avait pas cessé de recevoir des malades venant du Havre et d'autres pays contaminés ; mais des mesures de précaution étaient prises à l'entrée de ces malades, et notamment, les entrantes changeaient de vêtements de suite, et tous leurs effets étaient portés à l'étuve à désinfection.

Trois cas de teigne ont été constatés sur des malades récemment admises, ont, par conséquent, été importés du dehors et ont été traités par des applications de sublimé en solution dans la glycérine.

Deux hernies étranglées ont nécessité la kélotomie. Dans un cas, il s'agissait d'une hernie ombilicale et la rupture de l'intestin a entraîné la création d'un anus contre nature. L'autre cas était une hernie inguinale ; dans le sac se trouvait, outre l'anse d'intestin, une véritable masse épiploïque irréductible qu'il a fallu exciser. Les deux malades ont guéri.

Un épithélioma du pied a nécessité une amputation de jambe. L'opération a été faite avec succès par le docteur Cerné, professeur de clinique chirurgicale à l'École de médecine de Rouen.

Il nous reste à signaler pour mémoire, le traitement d'un cas de tœnia, et un accouchement chez une malade entrée enceinte à l'asile. L'accouchement a été normal, et la malade étant une fille-mère, l'enfant a été admis aux enfants assistés.

Nous terminerons notre rapport en mentionnant le fonctionnement de l'école ouverte au mois de novembre 1891.

Dès le mois de janvier 1888, sur la demande de M. le Préfet, des études avaient été faites pour organiser une école à l'asile Saint-Yon, en vue d'instruire les jeunes illettrées, admises soit comme faibles d'esprit, soit comme épileptiques. La création d'une école fut votée par le Conseil général au mois d'août 1889 et le projet d'organisation fut accepté en 1890. Les travaux d'installation furent exécutés dans les premiers mois de 1891, mais l'ouverture de l'école ne put avoir lieu qu'à la fin de l'année. Le nombre des malades envoyées à l'école en 1892 s'est élevé à 30, et des résultats satisfaisants ont été obtenus chez les deux tiers des malades.

Saint-Yon, le 31 mars 1893.

Les Médecins-adjoints,

NICOULAU,
TOULOUSE.

Le Directeur, médecin en chef,

A. GIRAUD.

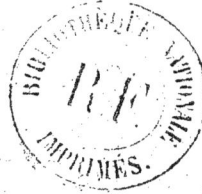

www.ingramcontent.com/pod-product-compliance
Lightning Source LLC
Chambersburg PA
CBHW070801220326
41520CB00053B/4710